BEI GRIN MACHT SICH IHR WISSEN BEZAHLT

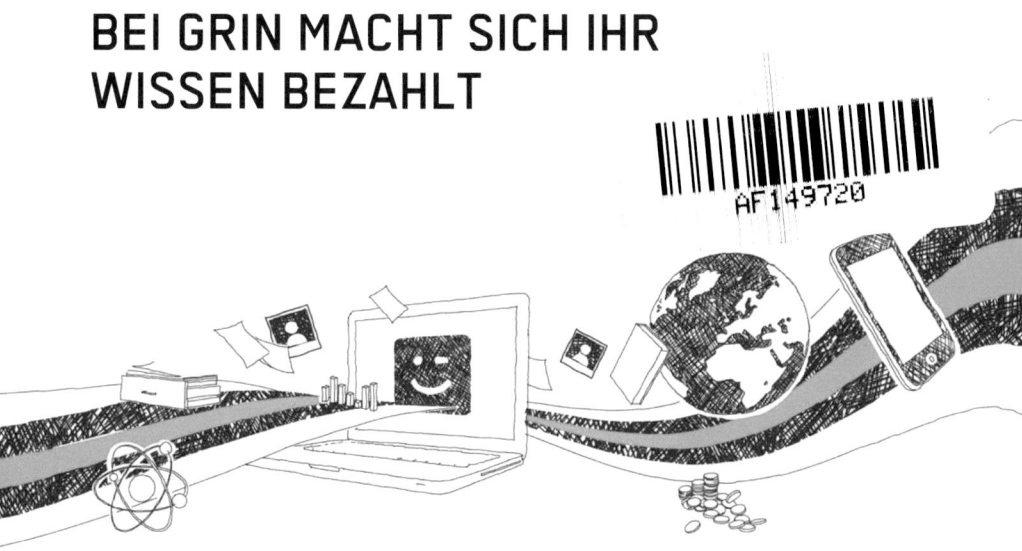

- Wir veröffentlichen Ihre Hausarbeit,
  Bachelor- und Masterarbeit

- Ihr eigenes eBook und Buch -
  weltweit in allen wichtigen Shops

- Verdienen Sie an jedem Verkauf

Jetzt bei www.GRIN.com hochladen
und kostenlos publizieren

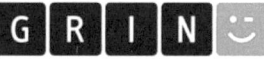

Bibliografische Information der Deutschen Nationalbibliothek:

Die Deutsche Bibliothek verzeichnet diese Publikation in der Deutschen National-
bibliografie; detaillierte bibliografische Daten sind im Internet über http://dnb.d-
nb.de/ abrufbar.

Impressum:

Copyright © 2007 GRIN Verlag, Open Publishing GmbH
Druck und Bindung: Books on Demand GmbH, Norderstedt Germany
ISBN: 978-3-668-22054-6

Dieses Buch bei GRIN:

http://www.grin.com/de/e-book/74602/biologische-stresstheorie-und-physiologische-
stressreaktion

Kim Busch

Biologische Stresstheorie und physiologische Stressreaktion

GRIN Verlag

GRIN - Your knowledge has value

Der GRIN Verlag publiziert seit 1998 wissenschaftliche Arbeiten von Studenten, Hochschullehrern und anderen Akademikern als eBook und gedrucktes Buch. Die Verlagswebsite www.grin.com ist die ideale Plattform zur Veröffentlichung von Hausarbeiten, Abschlussarbeiten, wissenschaftlichen Aufsätzen, Dissertationen und Fachbüchern.

Besuchen Sie uns im Internet:

http://www.grin.com/

http://www.facebook.com/grincom

http://www.twitter.com/grin_com

Universität Flensburg

Institut für Psychologie

Abt. Gesundheitspsychologie und Gesundheitsbildung

Die

Biologische Stresstheorie/

Physiologische Stressreaktion

von

Kim Busch

Fach:

Ernährung und Gesundheit

Seminar:

Stress und Stressbewältigung

Semester:

1 WISE 06/07

Abgabetermin: 26.02.2007

Inhaltsverzeichnis:

1. Einleitung

Jeder von uns hat schon einmal das Wort Stress benutzt, meistens in dem Zusammenhang, dass wir erschöpft sind und etwas Ruhe brauchen. Für uns ist Stress etwas Allgegenwärtiges. Nicht bewusst ist uns allerdings, dass selbst das nächtliche Schlafen oder das morgendliche Aufstehen mit Stress verbunden ist, auch wenn wir das Wort Stress dafür nicht benutzen.

Somit ergibt sich die Frage, was Stress eigentlich ist. Deshalb wird in der vorliegenden Arbeit zunächst der Begriff Stress geklärt, bevor auf die biologische Stresstheorie und ihre physiologischen Folgen eingegangen wird.

Hans Selye hat für seine biologische Stresstheorie eine eigene Definition aufgestellt. Er hat sich mit der Stressforschung beschäftigt und empirisch (anhand von Tierversuchen) belegt, dass es drei Arten von Reaktionsmustern bei lang anhaltendem Stress gibt, die er Allgemeines Adaptivsyndrom genannt hat. In der folgenden Arbeit wird geklärt, was während dieser drei Phasen passiert.

Während den verschiedenen Phasen einer Stressreaktion spielen sich in unserem Organismus die unterschiedlichsten Vorgänge ab. Hierzu werden viele unserer Organe beansprucht, die im Verlauf dieser Arbeit genauer beschrieben werden, um die Zusammenhänge deutlich zu machen.

Zudem findet während der Aussetzung von unterschiedlichsten Stressoren (Reizen) eine körperliche Reaktion statt, bei der verschiedene Hormone ausgeschüttet werden. Diese körperlichen Reaktionen werden in drei Systeme eingeteilt – das Katecholamin-, das Cortisol- und das Testosteron – System – die in der Arbeit genauer beschreiben werden.

Abschließend wird noch die Frage geklärt, ob der Stress für unser Leben wichtig ist, ob er uns in gesunden Maßen in Einklang hält, was ohne Stress passieren würde und ob wir ohne ihn leben könnten.

2. Stressbegriff

Vorerst sollte der Begriff Stress geklärt werden, denn hierfür gibt es viele verschiedene Ansätze. Selbst in der Wissenschaft konnte man sich bis heute auf keine gemeinsame Definition einigen, was auch mit den unterschiedlichsten Forschungsansätzen aus verschieden Gebieten zusammenhängt.

Das Wort Stress hat seinen Ursprung aus der Mechanik, und bezeichnet hier den physikalisch – technischen Sinn: „diejenige Kraft innerhalb eines Festkörpers, die von einer externen Kraft (load) hervorgerufen wird" (Laux, 1983, S. 456). Ein richtig oder falsch bei der Definition Stress gibt es nicht. Man kann Stress auf verschiedenste Weisen auffassen, z.b. als einen schädigenden Umweltreiz, als eine Belastungsraktion des Organismus oder als ein transaktionales Geschehen. In allen Fällen ist ein Reiz für die Folgen verantwortlich, der auch als Stressor bezeichnet wird (Schwarzer, 2004).

Das Wort Stress wird heute als Modewort genutzt, ohne genau zu wissen was es heißt. Wir benutzen dieses Wort alltäglich und es beherrscht unser Denken und unsere Zeit. Sobald uns etwas zu viel wird und wir uns überfordert fühlen, benutzen wir dieses Wort, ohne zu wissen, dass Stress auch eine positive Bedeutung haben kann und wir ohne Stress nicht lebensfähig wären (Schwarzer, 2004).

Den positiven Stress bezeichnet man als Eustreß, den man z.B. bei positiven Ereignissen wie bei einem Lottogewinn erlebt. Den negativen Stress nennt man Distreß, den man bei körperlichen, seelischen oder sozialen Schädigungen beobachten kann.
Das Wort Eustreß stammt aus dem griechischen: eu – gut, das Wort Distreß stammt vom lateinischen: dis – schlecht (Selye, 1981).

„In allgemeinster Verwendung ist der Stressbegriff als Bezeichnung für Probleme bei der Auseinandersetzung mit der Umwelt für jedermann verständlich" (Nitsch, 1981, S. 17). Mason hat Stress folgendermaßen charakterisiert: „Wie wohlbegründet die verschiedenen Versuche, Stress zu definieren, im Einzelnen sein mögen, insgesamt herrscht jedoch nach wie vor Verwirrung" (Nitsch, 1981, S. 39).

Mit diesem Satz wollte er sagen, dass Stress ganz allgemein auch als Aktivierung, Emotion, Angst, Konflikt oder Frustration bezeichnet werden kann. Selye hat eine eigene Definition aufgestellt (Nitsch, 1981).

2.1 Definition Stress

Stress hat folglich viele Bedeutungen.

Ganz allgemein kann man aber sagen, dass Stress die Reaktion auf physische, psychische oder infektiöse Belastungen ist. Hierbei wird ein komplexes Psychoneuroendokrines System aktiviert, welches psychische und biologische Veränderungen hervorruft (Tewes & Schedlowski 1994).

2.2 Stressbegriff nach Hans Selye

Selye, der ein kanadischer Mediziner ungarischer Herkunft war, hatte sich um 1950 mit der Stressforschung beschäftigt. Er war der Vater der Stressforschung, die zu dem Zeitpunkt noch in den Kinderschuhen steckte (Faltermaier 2005). „Für Selye war Stress eindeutig ein Zustand des Organismus, der sich durch ein bestimmtes Syndrom physiologischer und endokrinologischer Veränderungen (wie z.B. körperliche Anspannung, Anstieg der Herzrate, Ausschüttung von Hormonen wie Adrenalin) bestimmen und mittels entsprechender Indikatoren messen lässt" (Faltermaier 2005, S. 73). Selye definiert Stress als eine Reaktion, bei der im Organismus bestimmte physiologische Veränderungen hervorgerufen werden. Er konnte dabei ein bestimmtes Reaktionsmuster feststellen.

Auch wenn Selye „Vater der Stressforschung" genannt wurde, profitierte er von dem amerikanischen Physiologen Walter Cannon, der ca. 20 Jahre früher ähnliche Reaktionsmuster beobachtet hatte und diese fight – flight – Syndrom nannte. Übersetzt heißt dieses Syndrom, welches als biologischer Anpassungsmechanismus verstanden wird, Kampf oder Fluchtverhalten.

Das Kampf- oder Fluchtverhalten tritt auf, wenn Lebewesen in eine gefährliche Situation geraten. Der Organismus wird dann genau an die Verhaltensweise angepasst (Faltermaier, 2005).

Ebenfalls versuchte Selye den biologischen Stress zu definieren. Auch hier unterschied er zwischen dem positiven und dem negativen Stress, kam jedoch zu der Erkenntnis, dass die Auswirkungen die Gleichen sind. Dieses hat er versucht empirisch an Tierversuchen zu belegen. Aufgrund dieser Versuche kam er zu folgender Definition: „Stress ist die unspezifische Reaktion des Organismus auf jede Anforderung" (Selye, 1981, S. 170).

3. Allgemeine körperliche Stressreaktion in 3 Phasen nach Selye

Selye hat sich auf organismische Prozesse konzentriert. Hierbei tritt immer eine körperliche Veränderung auf, unabhängig von der Qualität des Stressors, der aus Hitze, Kälte, Muskelarbeit oder Ähnlichem bestehen kann (Laux, 1983). Bei der Aussetzung von Stress kann man im Organismus ein immer gleich ablaufendes, messbares Reaktionsmuster des Körpers beobachten. Dieses spezifische Reaktionsmuster heißt Allgemeines Adaptivsyndrom, auch AAS genannt (Faltermaier, 2005). Hierbei wird zwischen der unspezifischen Wirkung des Stressors und der spezifischen Effekte des Körpers unterschieden, d.h. ein Stressor ist immer unspezifisch, egal welchem Reiz man ausgesetzt ist. Die Reaktion des Körpers ist spezifisch, d.h. sie ist bei gleichem Stressor immer gleich. Hier lässt sich bei dem gleichen Reiz eine immer gleich bleibende Veränderung feststellen, z.B. bei dem Stressor Kälte, der unspezifisch ist, verengen sich die Gefäße. Die Reaktion bei Kälte ist die gleiche und wird deshalb als spezifisch bezeichnet.

Stress ist laut Selye durch eine charakteristische Erscheinungsform gekennzeichnet, die auf unterschiedliche Ursachen zurückzuführen ist. (Laux, 1983). Das erkennbare unspezifische Reaktionsmuster, welches sich in drei Phasen unterteilen lässt, hat Selye an Tierexperimenten beobachtet. Für Selye waren die drei Phasen, Alarmreaktion, Widerstandsphase und Erschöpfungsphase, die sich anhand eines zeitlichen Ablaufmusters bestimmen ließen, von großem Interesse. (Faltermaier, 2005).

Ebenfalls hat Selye die Stressreaktion auf das Altern eines Menschen übertragen, bzw. dieses damit verglichen. Die drei Stadien des Allgemeinen Adaptivsyndroms (AAS) hat er auf die Kindheit, das Erwachsenenalter und das Seniorenalter projiziert. In der Kindheit reagiert man auf alle neuen Reize mit einem charakteristisch geringen Widerstand, im Erwachsenenalter ist der Widerstand erhöht und der Körper muss sich an die auftretenden Reize anpassen, während im Seniorenalter ein Verlust der Anpassungsfähigkeit zu erkennen und der Körper in einer Erschöpfungsphase ist (Selye, 1981).

3.1 Alarmreaktion

Die Alarmreaktion lässt sich als ein Syndrom von morphologischen und biochemischen Veränderungen beschreiben, bei dem der Organismus anhaltenden und schädlichen Reizen, wie z.b. Kälte, Wärme, Schmerz etc. ausgesetzt wird. Hierbei werden die Hormone Adrenalin und Noradrenalin freigesetzt. Es sind zwei Phasen zu unterscheiden, die Schockphase und die Gegenschockphase. Als erstes tritt bei der Alarmreaktion die Schockphase ein, bei der man eine Senkung der Körpertemperatur und den Muskeltonus beobachten kann. Durch die Ausschüttung von Adrenalin kommt es kurzzeitig zu einer Erhöhung des Blutdrucks, der Herzrate und des Blutzuckerspiegels. Anschließend sinken der Blutdruck, die Herzrate und der Blutzuckerspiegel wieder. Je nach dem, wie die Intensität des Stressors ist, kann die Schockphase von ein paar Minuten bis hin zu 24 Stunden dauern, oder in Extremfällen zum Tod führen. Der Organismus geht von der Schockphase in die Gegenschockphase über, die sich durch die Ausschüttung von Nebennierenrindenhormonen bemerkbar macht. In der Gegenschockphase erfolgt eine Gegenregulation und Verteidigungsmaßnahmen werden aktiviert. Die Herzrate, der Blutdruck und der Blutzuckerspiegel steigen auf überdurchschnittliche Werte an. Der Organismus versucht sich der Situation anzupassen (Laux, 1983, Faltermaier, 2005).

3.2 Widerstandsphase

Direkt im Anschluss auf die Alarmreaktion folgt die Widerstandsphase. Der Organismus hat eine gesteigerte Widerstandsfähigkeit. Dieses „lässt sich als Summe aller unspezifischen hervorgerufenen Reaktionen auffassen, die bei weiterer fortgesetzter Darbietung von Reizen ausgelöst werden, an die sich der Organismus als Resultat der kontinuierlichen Darbietung adaptiert hat" (Laux, 1983, S. 459). Abwehrkräfte werden in dieser Phase aktiviert und der Organismus versucht sich an die Phase anzupassen (Faltermaier, 2005).

3.3 Erschöpfungsphase

In der Erschöpfungsphase, die unmittelbar nach der Widerstandsphase folgt, und der Organismus weiter dem Stressor ausgesetzt wird, gibt der Widerstand und der Anpassungsmechanismus auf. Folglich treten die Symptome der Alarmreaktion wieder auf und im Extremfall gibt der Organismus auf und stirbt (Faltermaier, 2005).

4. Beteiligte Organe am Stressvorgang

Durch externe oder interne Stressoren wird die physiologische Stressreaktion ausgelöst, bei der viele Organe aktiviert werden.
Die Organe haben unterschiedlichste Funktionen und setzen unterschiedliche Hormone frei (Faltermaier, 2005). Im Folgenden werden die Organe und Ihre Funktionen näher beschrieben.

4.1 Zentrales Nervensystem

Das Zentrale Nervensystem (ZNS) sitzt im Gehirn und Rückenmark. Es ist für die Steuerung der unbewussten (autonomen) Vorgänge im Körper verantwortlich. Einen Teil des zentrales Nervensystems umfasst das autonome Nervensystem (ANS), welches für die Aktivierung und Regeneration des Organismus zuständig ist. Das autonome Nervensystem ist in zwei Teilsysteme organisiert, dem Sympathikus und dem Parasympathikus (Faltermaier, 2005).

4.2 Sympathikus

Der Sympathikus aktiviert den Organismus durch die Bereitstellung von gespeicherter Energie.
Die Herzrate, der Blutdruck und die Atmung erhöhen sich und die Verdauungsaktivitäten, Wachstum und der Sexualtrieb werden gehemmt. Der Zustand, den der Sympathikus auslöst wird auch als Spannungszustand bezeichnet (Faltermaier, 2005)

4.3 Parasymphatikus

Der Parasympathikus hat eine antagonistische Funktion und Wirkung. Er sorgt für den Ruhezustand des Körpers. Hierbei stehen die Verdauungs- und Stoffwechselaktivitäten im Vordergrund. Dieser Zustand wird auch als Entspannungszustand bezeichnet (Faltermaier, 2005).

4.4 Hypothalamus

Der Hypothalamus ist für die biologische Triebsteuerung, wie z.B. Angst zuständig. Zudem reguliert er das endokrine System, welches für die Steuerung wichtiger körperlicher Funktionen verantwortlich ist und stellt die vermittelnde Verbindung zwischen dem Zentralen und dem Autonomen Nervensystem dar. Es ist die Verbindung psychischer und körperlicher Prozesse. Das endokrine System regelt körperliche Prozesse durch die Produktion und Ausschüttung von Hormonen, die z.B. zur Aufrechterhaltung des organismischen Gleichgewichtes dienen (Faltermaier, 2005).

4.5 Hypophyse

Die Hypophyse wird auch als Hirnanhangsdrüse bezeichnet. Sie steht in enger Verbindung mit dem Hypothalamus. Die Hypophyse ist einer der wichtigsten Hormondrüsen in unserem Körper und kontrolliert als „Zentrale" weitere Hormondrüsen. Ebenfalls ist die Hypophyse für die Ausschüttung von Adrenocorticotropin Hormon (ACTH) zuständig, welches weitere Prozesse zur Hormonproduktion anregt (Faltermaier, 2005).

4.6 Nebennierenrinde / Nebennierenmark

In der Nebennierenrinde (NNR) und im Nebennierenmark (NNM) werden die Hormone Adrenalin und Noradrenalin ausgeschüttet. Zudem regt das durch die Hypophyse erzeugte Adrenocorticotropin (ACTH) die Ausschüttung von Cortisol an (Faltermaier, 2005).

5. Hormonsysteme

„Bei der Analyse der Zusammenhänge zwischen emotionalem Erleben und neuroendokrinen Regulationsvorgängen wurden inzwischen mehrere Systeme (sog. Achsen) nachgewiesen, von denen drei in der Stressforschung besondere Bedeutung fanden" (Tewes &Schedlowski, 1994, S. 20). Diese drei Systeme (auch Achsen genannt), die im Folgendem genauer erläutert werden, sind das Katecholamin - System (Sympathikus – Nebennierenmark – Achse), das Cortisol – System (Hypophysen – Nebennierenrinden – Achse) und das Testosteronsystem (Tewes & Schedlowski, 1994).

5.1 Katecholamin – System

Das Katecholamin – System das auch Sympathikus – Nebennierenachse genannt wird, beschreibt die Notfallreaktion des Organismus bei akuter Belastung, die Cannon bereits früher mit dem „Flight – Fight – Syndrom" (Kampf oder Flucht Verhalten) beschrieben hat. Hierbei werden Energieressourcen für ein schnelles Handeln bereitgestellt und der Organismus wird maximal aktiviert. Die Zentralen Stresshormone Adrenalin und Noradrenalin, die auch als Katecholamine bezeichnet werden, werden vom Nebennierenmark ausgeschüttet, und haben deutliche Auswirkungen auf das kardiovaskuläre System. Der Sympathikus des autonomen Nervensystems wird aktiviert. In Folge dessen verbessert sich die Durchblutung, und die Atmung und Herzrate steigen an. Die Anzahl der roten Blutkörperchen nimmt zu und Glucose wird in Form von Energie aus den Glykogenspeichern bereitgestellt. Dadurch, dass der Sympathikus aktiv ist, werden die Funktionen des Parasympathikus gehemmt, damit der Organismus handlungsbereit ist und die nicht notwendigen körperlichen Funktionen, wie z.B. die Verdauungstätigkeit unterbunden werden.

Bei längerer Aussetzung des Katecholamin kann es zu Erkrankungen, wie z.B. einer Hypertonie oder einer koronaren Herzerkrankung kommen. Das Katecholamin kann aber auch positive Wirkungen haben, da bei Aussetzung die Lymphozyten steigen und somit eine höhere Abwehr gegen Viren und Tumorzellen besteht (Tewes & Schedlowski, 1994, Faltermaier, 2005).

5.2 Cortisol – System

Bei dem Cortisol – System oder auch Hypophysen – Nebennierenrinden – Achse werden Situationen wie die Handlungsunfähigkeit oder Hilflosigkeit, die durch passiven Stress entstehen, reguliert. Hier soll der Organismus nicht aktiv werden, sondern als Rückzug dienen. Durch das freigesetzte Noradrenalin wird die Corticotropin Releasing Hormons (CRH) – Produktion im Hypothalamus angeregt. Wiederum durch die Corticotropin Releasing Hormons - (CRH) Produktion wird die Adrenocorticotropin (ACTH) - Produktion im Hypophysenvorderlappen ausgelöst, welches dann in die Nebennierenrinde gelangt und hier die Cortisol – Produktion stimuliert. Wird der Organismus länger dem Cortisol ausgesetzt, so kann es physiologische Auswirkungen haben. Es kann zu einer Hypertonie (Erhöhung des Blutdruckes) kommen oder auch zu einer Schwächung des Immunsystems, welches zu Muskelschwund führen kann, da man hier keine größere körperliche Bereitschaft zur Bewegung verspürt. Längerfristig kann die Cortisol – Ausschüttung auch zu einer Herabsetzung des Selbstwertgefühls führen. Bei Frauen beeinträchtigt die Cortisol - Ausschüttung die Fruchtbarkeit und ein Kinderwunsch kann eventuell unerfüllt bleiben (Tewes & Schedlowski, 1994, Faltermaier, 2005).

5.3 Testosteron – System

Testosteron, welches im Hoden eines Manns produziert wird, spielt ebenfalls in der Stressreaktion eine wichtige Rolle. Es steuert die biologische Entwicklung eines Mannes und des Geschlechts. In einer Situation, in der eine aggressive oder dominante Rolle gefragt ist, wird Testosteron gebildet. Durch das Testosteron steht vermehrt Glukose für die Muskulatur bereit. Somit ist die Aussicht auf Erfolg größer, da die Muskulatur durch die Glukose mit mehr Energie Versorgt wird. Ebenfalls fördert Testosteron ein männliches - dominantes Verhalten. Wenn während eines eventuellen Kampfes oder ähnlichen Hilflosigkeit eintritt, vermehrt sich das Cortisol und dieses hemmt wiederum die Produktion von Testosteron. Die Aussicht auf Erfolg wird gemindert (Tewes & Schedlowski, 1994, Faltermaier, 2005).

6. Schlussfolgerung

Im Verlauf der Arbeit wurden die Reaktionen der biologischen Stresstheorie von Selye genauer beschrieben. Es gibt jedoch viele weiterführende Arbeiten, die an Selyes Stresstheorie angeknüpft oder sie angezweifelt haben.

Ein großer Kritiker von Hans Selyes biologischer Stresstheorie war Mason. Selye hat die Versuche fast ausschließlich nur an Tieren durchgeführt, da er dachte, dass das Stressphänomen bei Menschen und Tieren gleich sei. Er hat die Ergebnisse direkt auf den Menschen übertragen. Mason „schlug eine andere Erklärung vor, die empirisch besser zu belegen war" (Faltermaier, 2005).Dieser Punkt soll hier jedoch nicht weiter ausgeführt werden, da diese Arbeit von der biologischen Stresstheorie Selyes handeln soll.

Eindeutig und sehr gut nachzuvollziehen sind die Reaktionen der Hormonsysteme, bei denen Katecholamin, Cortisol oder Testosteron freigesetzt werden. In Verbindung mit den menschlichen Organen haben diese den Körper geschwächt oder kampfbereit gemacht. Jeder von uns kennt diese Situationen, zumindest, wenn man genauer darüber nachdenkt.

Der Stressbegriff wird wohl nie eine eindeutige Definition haben, da jeder Mensch dieses Wort anders gebraucht. Schlussfolgern kann man allerdings, dass ein Leben ohne Stress undenkbar ist. Wenn wir nie „Stress" (im Sinne vom Alltagsgebrauch) hätten, dann wäre unser Körper in einer Stresssituation völlig überfordert. Zuviel Stress würde uns ebenfalls überfordern und unser Organismus würde kollabieren. „Daher kann man sagen, dass Stress nicht unbedingt vermieden werden muss. Er kann auch gar nicht vermieden werden, da Leben an sich schon Anforderungen an die lebenserhaltende Energie stellt. Selbst wenn der Mensch schläft, muss sein Herz, seine Atmung, sein Verdauungstrakt, sein Nervensystem und andere Organe weiter Funktionieren. Völlige Freiheit von Stress kann nur nach dem Tod erwartet werden" (Selye, 1981, S. 171).
Stress in gesunden Maßen ist wichtig für unseren inneren Einklang!

Literaturverzeichnis:

Faltermaier, T., (2005). *Gesundheitspsychologie.* Stuttgart: Kohlhammer

Laux, L. (1983). *Psychologische Stresskonzeptionen.* In: H. Thomae (Hrsg.), *Theorien und Formen der Motivation. Enzyklopädie der Psychologie, C, IV, Band 1 (S. 453 – 535).* Göttingen: Hogrefe.

Nitsch, J. R. (Hrsg.) (1981). *Stress. Theorien, Untersuchungen, Maßnahmen.* Bern: Huber.

Schwarzer, R. (Hrsg.) (2004). *Psychologie des Gesundheitsverhaltens* (3. überarb. Auflage). Göttingen: Hogrefe.

Selye, H. (1981). *Geschichte und Grundzüge des Stresskonzepts.* In: Nitsch, J. R. (Hrsg.) (1981). *Stress. Theorien, Untersuchungen, Maßnahmen.* Bern: Huber.

Tewes, U. & Schedlowski, M. (1994). In: Schwenkmetzger, P. & Schmidt, L. (Hrsg.) (1994). *Lehrbuch der Gesundheitspsychologie.* Stuttgart: Enke.

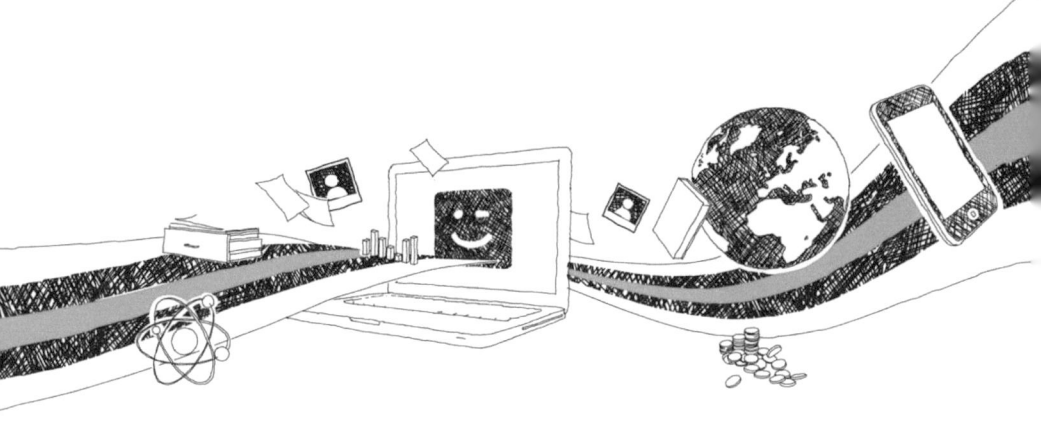
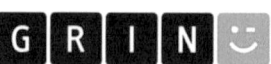